Leber natürlich entgiften

Wie Sie mit einfachen Methoden und natürlichen Lebensmitteln Ihre Leber optimal reinigen, einer Fettleber vorbeugen, Gewicht verlieren und zu größerer Vitalität finden

Michael Jung

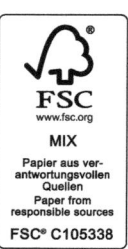

FSC
www.fsc.org

MIX

Papier aus ver-
antwortungsvollen
Quellen
Paper from
responsible sources

FSC® C105338

Alle Ratschläge in diesem Buch wurden vom Autor und vom Verlag sorgfältig erwogen und geprüft. Eine Garantie kann dennoch nicht übernommen werden. Eine Haftung des Autors beziehungsweise des Verlags für jegliche Personen-, Sach- und Vermögensschäden ist daher ausgeschlossen.

INHALT

Das erwartet Sie in diesem Buch 1

Funktion, Aufbau und Aufgaben der Leber 3

Wie äußert sich eine überlastete Leber und wie
wird diese verursacht? 7

Was ist eine Leberentgiftung und warum ist diese
notwendig? 12

Methoden und Dauer einer Leberentgiftung 17

Methoden 17

Basenüberschüssige Ernährung 17

Darmsanierung 22

Leinsamen 24

Mineralerden: Benolith und Zeolith 25

Glaubersalz 26

Bauchmassage und Bewegung bei einer
Darmreinigung 27

Mariendistel 28

Bitterstoffe vor den Mahlzeiten 31

Leberwickel 32

Vier-Stufen-Plan 33

Dauer 37

Geeignete Lebensmittel und ihre Wirkung bei einer Leberentgiftung 46

    1. Kurkuma 47

    2. Chilischote 49

    3. Knoblauch 50

    4. Tee 55

    5. Grünes Blattgemüse 57

    6. Avocados 58

    7. Walnüsse 59

    8. Rettich-, Radieschen- und Brokkolisprossen . 60

    9. Artischocken 61

Allgemeine Maßnahmen für eine Entlastung der Leber 64

Das erwartet Sie in diesem Buch

Fühlen auch Sie sich manchmal so, als wäre Ihnen eine Laus über die Leber gelaufen? Haben Sie oft schlechte Laune und sind Sie schnell gereizt?

Dann könnte dieses Buch genau das richtige für Sie sein, denn es hilft dabei, Sie von Ihren Leiden zu befreien. Die Wahrscheinlichkeit ist hoch, dass die Ursache in einer Überlastung Ihrer Leber liegt. Bereits im Mittelalter hielten die Menschen die Leber nämlich für das Organ, welches für die Gefühle verantwortlich ist. Deshalb wurde sie mit schlechter

Laune in Verbindung gebracht. Das oben genannte Sprichwort wird schließlich auch genutzt, um Menschen mit sehr schlechter Laune zu adressieren. Der Zusammenhang mit der Laus entstand erst einige Hundert Jahre später, womit das Sprichwort an einer weiteren Bedeutung gewann. Eine Laus ist ein sehr kleines, kaum sichtbares Insekt. Deshalb wird diese Redewendung so interpretiert, dass oft bloß etwas Unscheinbares oder Unwichtiges – wie eben eine Laus – der Auslöser für schlechte Laune bei jemandem ist. Bereits das Sprichwort zeigt also, dass die Leber schon im Mittelalter eine große Bedeutung hatte und diese durch das Bestehen der Redewendung bis heute anhält. Deshalb lohnt es sich, bei persönlichen Missstimmungen genau auf die Leber zu achten und zu versuchen, die Ursache darin zu finden.

In diesem Buch erfahren Sie alle Funktionen über dieses wichtige Organ, um dann besser nachvollziehen zu können, wie es zu Schädigungen und Beeinträchtigungen aufgrund von Giftstoffen in der Leber kommen kann. Sie erfahren, mit welchen unterschiedlichen Methoden Sie die Leber von diesen befreien können. Wahrscheinlich finden auch Sie Symptome, durch die sich eine Leberüberlastung äußert, während des Lesens bei sich wieder, über welche Sie sich vorher gar nicht bewusst waren. Sollten Sie also Symptome für eine überlastete Leber bemerken, dann wird es höchste Zeit, etwas dagegen zu tun. Helfen können Ihnen dabei zahlreiche Methoden und Lebensmittel, die unterschiedlich wirken und in diesem Buch erläutert werden. Die Entscheidung können Sie nach persönlichen Vorlieben eigenständig treffen. Doch egal, für welche Art der Leberentgiftung Sie sich entscheiden: Ihr Körper wird es Ihnen danken!

FUNKTION, AUFBAU UND AUFGABEN DER LEBER

Zunächst gilt es, die wichtigsten Funktionen, Aufgaben und den Aufbau der Leber zu erläutern, damit Sie überhaupt verstehen können, was passiert, wenn eben diese Aufgaben wegen einer belasteten Leber nicht mehr erfüllt werden können und es deshalb nötig ist, schnell zu handeln.

Bereits im Altertum wurde die Leber als Sitz des menschlichen Lebens angesehen. Medizinkulturen im Mittelmeerraum betrachteten die Leber als wichtiges Organ des Fühlens und Denkens, was die Praxis der damals angewandten Leberschau (Hepatoskopie) belegt. Hierbei wurde die Leberoberfläche von

Opfertieren betrachtet, um den Willen der Götter zu erfragen und in die Zukunft zu blicken. Die Leber spielte eine wichtige Rolle im Leben der Menschen und auch in der Medizin, sodass sie als Erklärungs-modell für Krankheiten und auch für Therapiean-sätze zunehmend an Bedeutung gewann. In der his-torischen Betrachtung umfasst der traditionelle Be-griff Leber mehr als die anatomisch und funktionel-len Aspekte der modernen Medizin. Dies ist wichtig für die Komplementärmedizin, die zur gängigen mo-dernen Medizin immer auch überlieferte Erfahrun-gen aus unterschiedlichen Kulturen hinzuzieht.

In Hinsicht auf die potentielle Bedeutung der Le-ber, aber auch bezüglich vielfältiger anderer Erkran-kungen und Störungen, ist es wichtig, die Leber gut zu behan–deln. Die Leber gilt als das größte Organ, welches in unserem Körper für den Stoffwechsel zu-ständig ist. Sie wiegt bei Männern circa 1,8 kg und bei Frauen circa 1,5 kg. Sie liegt unterhalb des Zwerchfells im rechten Oberbauch und nimmt hier einen großen Anteil des Raumes ein. In ihrer unmit-telbaren Nähe liegen Magen, Dünndarm, Gallen-blase, Bauchspeicheldrüse, Nebennieren und die rechte Niere.

Die Leber wird in acht Segmente unterteilt, die sich aus der Verästelung von Arterien, Venen und

Gallengängen ergeben. Sie besteht auch aus vielen, circa zwei Millimeter großen Läppchen, die die Funktionseinheiten bilden und aus Leberzellen (Hepazyten) zusammengesetzt sind. Ein gesundes Organ ist dunkelbraun, weich und elastisch. Es besteht aus zwei großen und zwei kleinen Leberlappen. Der rechte Leberlappen liegt unter dem Zwerchfell, während der linke Leberlappen kleiner ist und bis in den linken Oberbauch reicht.

Es gibt zudem den quadratischen und den geschwänzten Leberlappen. Unterhalb der Leber, der Leberpforte, treten Leberarterien und die Pfortader ein. Durch die Leberarterien wird das Organ mit sauerstoffreichem Blut aus dem Herzen versorgt. Dabei hat die Pfortader die Aufgabe, sauerstoffarmes Blut aus den Bauchorganen in die Leber zu transportieren.

Dieses Blut enthält viele Nahrungsbestandteile aus dem Darm, Abbauprodukte aus der Milz und Hormone aus der Bauchspeicheldrüse. Auch z.B. durch den Mund eingenommene Medikamente gelangen durch Magen und Darm erst in die Leber. Durch Blutgefäße werden Schadstoffe in die Leber transportiert, die sich im Körper befinden. Diese Schadstoffe sind giftige Abbauprodukte, Alkohol oder mit der Nahrung aufgenommene, nicht für den

Körper verwertbare, Stoffe. Wenn es möglich ist, wandelt die Leber diese Stoffe um oder scheidet sie aus. Rote Blutkörperchen (Erythrozyten), die alt oder geschädigt sind, gelangen auch in die Leber. Aus dem roten Blutfarbstoff (Hämoglobin) entsteht hier das gelbe Abbauprodukt Bilirubin, das durch die Gallengänge in den Darm gelangt und durch den Stuhlgang ausgeschieden wird.

Ist die Leber geschädigt, sehr belastet oder nicht gesund, kann sie nicht richtig arbeiten, das Bilirubin staut sich im Körper und es kommt zu einer gelb gefärbten Haut und gelb gefärbten Augen, die sogenannte Gelbsucht (Ikterus). Im Blut befindet sich immer eine bestimmte Menge Glukose. Zucker nutzen die Körperzellen, um daraus Energie herzustellen. Die überschüssige Glukose gelangt in die Leber, wird dort in Glykogen, ein energiereiches Kohlenhydrat, umgewandelt und gespeichert.

Die Leber kann bis zu 150 Gramm Zucker aufnehmen und, wenn die Glukosekonzentration im Blut sinkt, wandelt das Organ Glykogen in Glukose um und stellt diese dem Körper wieder zur Verfügung. Die Leber produziert außerdem mehr als einen halben Liter Gallensaft täglich, der in der Gallenblase zur Galle eingedickt wird und dann in den Darm gelangt. Hier hilft die Galle bei der Verdauung von Fetten. Ebenso stellt das Organ einige Gerinnungsfaktoren her, die bei der Blutgerinnung nötig sind, damit z.B. eine Wunde aufhört zu bluten. Der Eiweißstoff Albumin aus der Leber transportiert im Blut andere Stoffe durch den Körper und bindet Wasser. Liegt eine Funktionsstörung der Leber vor, fehlt dieser Eiweißstoff und es bilden sich Ödeme, also Wassereinlagerungen. Außerdem stellt die Leber Cholesterin her, das das Grundgerüst einiger Hormone darstellt.

WIE ÄUßERT SICH EINE ÜBERLASTETE LEBER UND WIE WIRD DIESE VERURSACHT?

Sicher kennen Sie auch die Situationen, in denen man es in unterschiedlicher Hinsicht etwas übertreibt: Ein bisschen zu viel Wein, weil es vielleicht gerade im Winter so gemütlich ist, mit einem guten Tropfen den anstrengenden Arbeitstag ausklingen zu lassen.

Auch gerne ein schnelles Essen aus Ihrer Lieblingspizzeria um die Ecke. Da, wo es auch dieses köstliche Tiramisu gibt und zum Sport sind Sie auch wieder nicht gekommen, weil es draußen regnet, stürmt oder sogar schneit und Sport im

MICHAEL JUNG

Fitnessstudio noch nie Ihr Ding war. Vielleicht kommt auch noch die eine oder andere Zigarette hinzu und Ihre Leber muss Höchstleistungen vollbringen, um mit dieser Schadstoffschwemme fertigzuwerden.

Viele Menschen werden sich so oder so ähnlich wiedererkennen, denn fast niemand lebt sein Leben konsequent diszipliniert. Eine Schädigung der Leber könnte somit die Folge sein, aber oft ist es so, dass diese keine eindeutigen Krankheitszeichen verursacht und die Erkrankung der Leber oft erst spät bemerkt wird. Ein Grund dafür ist auch, dass die Leber keine Fasern von Nerven enthält, die zum Beispiel bei einer Entzündung Schmerzen signalisieren würden. Die Symptome bei einer Überlastung der Leber können unspezifisch, aber auch eindeutig sein.

Erstere Symptome geben jedoch keinen Hinweis darauf, ob bereits eine Schädigung der Leber durch eine Überlastung besteht und wenn ja, wie weit diese fortgeschritten ist. Sie sollten jedoch diese unspezifischen Symptome genauer untersuchen lassen, wenn diese von anderen Risikofaktoren begleitet werden. Dazu gehört beispielsweise erhöhter Alkoholkonsum.

Zu den unspezifischen Symptomen einer Leberschädigung zählen:

Müdigkeit, Antriebslosigkeit, Leistungsschwäche

Verringerung des Hungergefühls, unbegründeter Gewichtsverlust

Völlegefühl nach dem Essen, unangenehmes Drücken im Oberbauch

Unverträglichkeiten, z.B. bei Fett oder Alkohol

Blähungen, Durchfall

verstärktes Schwitzen oder Frieren

Eindeutige Symptome einer Schädigung der Leber treten meist erst dann auf, wenn die Leber bereits fortgeschritten erkrankt ist. Ein typisches Symptom bei einer Schädigung der Leber kann man daran erkennen, wenn sich die Haut und die Bindehaut im Auge gelb färbt, die wir gewöhnlich als Gelbsucht bezeichnen, medizinisch aber als Ikterus bezeichnet wird.

Meist erkennt man diese an der Haut jedoch nicht eindeutig. Augenscheinlich, im wahrsten Sinne des Wortes, ist die Gelbfärbung im Auge an den sonst weißen Augäpfeln zu sehen. Zu dieser Färbung kommt es durch den Gallenfarbstoff Bilirubin. Dieser hat eine gelbbraune Farbe und ist bei einer Lebererkrankung im Blut erhöht. Dementsprechend gelangt er auch in Haut, Schleimhäute und Urin. So wird der Urin dunkler und bräunlich. Eine hellere Farbe nimmt im Gegensatz dazu der Stuhl an, da die Galle geringere Mengen des Farbstoffs in den Darm transportiert.

Diese Symptome deuten auf eine ausgeprägte Schädigung oder sogar eine Erkrankung hin, sie können aber auch auftreten, wenn die Gallengänge zum Beispiel durch Gallensteine versperrt sind und somit der Gallenabfluss behindert ist. Die Gallensäuren, die in das Blut gelangen, können zu einem Juckreiz am ganzen Körper führen. Da auch die Hormonbildung in der Leber gestört sein kann, kann die Menstruation bei Frauen ausbleiben oder es kann bei Männern zu Potenzstörungen kommen. Die sexuelle Lust kann grundsätzlich abnehmen. Durch die verminderte Entgiftungsleistung der Leber können auch psychische Symptome wie Konzentrationsstörungen, Vergesslichkeit, vermehrte Müdigkeit oder Reizbarkeit bis hin zu Bewusstseinsstörungen auftreten. Wassereinlagerungen im Bauchraum („Bauchwassersucht", medizinisch „Aszitis") gehören auch zu den Symptomen einer schweren Leberschädigung. Ebenso wie Veränderungen der Haut, zum Beispiel „Lebersternchen" oder gerötete Handinnenflächen. Sie werden als „Leberhautzeichen" bezeichnet.

Leider sind Lebererkrankungen heutzutage Volksleiden. Bei ca. 5 Millionen Deutschen ist das Organ erkrankt und bei rund 20 Millionen Deutschen sind die Leberwerte erhöht. Diese Schätzung stammt von der Leberstiftung. Weltweit haben Erkrankungen der Leber einen großen Anteil an den Todesursachen. Gründe hierfür sind in erster Linie Übergewicht, Diabetes, hoher Alkoholkonsum, aber auch Infektionen durch Hepatitisviren.

Rechtzeitige Kontrollen der Leberwerte bei den oben genannten unspezifischen Symptomen kann einer schweren Erkrankung vorbeugen. Bei den Leberwerten geben die sogenannten Transaminasen Hinweise auf ein erkranktes Organ. Hierbei handelt es sich um Eiweißstoffe (Enzyme), die für lebenswichtige Stoffwechselprozesse verantwortlich sind.

Werden sie in hoch konzentrierter Form festgestellt, deutet dies auf eine Störung hin, denn für jedes Organ sind bestimmte Enzyme typisch. So lässt sich daran festmachen, ob eine Leberentzündung oder eine Stauung der Gallenflüssigkeit bzw. übermäßiger Alkoholkonsum besteht. Falls erhöhte Werte vorliegen, sollten Sie diese von Ihrem Hausarzt abklären lassen, z.B. durch eine Ultraschalluntersuchung der Leber.

Natürlich wollen wir bei Ihnen nicht von diesem

dramatischen Szenario ausgehen, aber um die Leber und ihre Bedeutung für unseren Körper zu verstehen, ist es auch wichtig, Ihnen Erkrankungen und Störungen dieses so wichtigen Organs näherzubringen. Auch kann diese Beschreibung dazu dienen, dass Sie selbstreflektierter in Bezug auf Ihre Leber werden.

Denken Sie einfach einmal darüber nach, ob Ihnen irgendwelche der oben aufgeführten Symptome, seien es unspezifische oder spezifische, bekannt vorkommen. Falls ja, brauchen Sie aber nicht in Panik zu geraten: Denn genau dafür halten Sie diesen Ratgeber in den Händen, der Sie im Folgenden darüber informiert, wie Sie „nett" mit Ihrer Leber umgehen und wie Sie Ihrer Leber helfen, sich einmal erholen zu können, indem Sie sie natürlich entgiften.

WAS IST EINE LEBERENTGIF- TUNG UND WARUM IST DIESE NOTWENDIG?

Um den oben erwähnten Symptomen entgegenzuwirken bzw. zu verhindern, dass sich diese überhaupt äußern, bietet es sich an, eine Leberentgiftung durchzuführen. So wird die Leber von Schadstoffen befreit und die Symp-tome können eingedämmt werden. Generell eignet sich eine natürliche Leberentgiftung für alle Menschen, die ihrem Körper hin und wieder etwas Gutes tun wollen und dieses wichtige Organ mehr schätzen lernen wollen. Der Aspekt der **natürlichen** Leberentgiftung steht hierbei im Vordergrund. Sie soll ganz ohne medizinische Einflüsse, wie z.B. Medikamente, zuhause durchführbar und in den Alltag integrierbar sein.

Doch was genau ist eine Leberentgiftung überhaupt? Es geht hierbei um eine Reinigung der Leber, wobei diese entlastet, unterstützt und aktiviert wird. So soll sie sich selbstständig regenerieren und erholen. Der Zeitraum, in dem man eine Leberentgiftung durchführen möchte, kann man nach persönlichen Vorlieben variieren. So reicht dieser von nur wenigen Tagen bis zu mehreren Wochen oder sogar Monaten. Erst diese Leberentgiftung ermöglicht es dem Organ, in vollem Umfang entgiften zu können, die Enzymtätigkeit wieder einwandfrei zu bewältigen, den Stoffwechsel zu beherrschen und dadurch Heilungsprozesse für den Körper selbst erledigen zu können.

Wichtig bleibt in diesem Zusammenhang zu sagen, dass die Leber ein sehr regenerationsfähiges Organ ist. Selbst wenn Sie also bereits schwerwiegende Symptome verspüren und die Hälfte Ihrer

Leber geschädigt ist, ist eine vollständige Regeneration möglich. Dies kann natürlich nur geschehen, wenn Sie auf die schädlichen Einflüsse auf die Leber verzichten bzw. diese vermeiden. Dies bedeutet, dass es nie zu spät ist, eine Leberent–giftung durchzuführen. Sie können Ihren Körper jederzeit davor retten, ihm Schlimmeres anzutun. Wie oben bereits erwähnt, ist die Leber verantwortlich für lebenswichtige Aufgaben im Körper, wie zum Beispiel unbrauchbare Stoffe im Körper auszusortieren, wichtige Nährstoffe weiter zu transportieren und diese beispielsweise in Glykogen umzuwandeln.

Dabei ist es wichtig, dass die Leber leistungsstark und möglichst wenig belastet sein muss, um alle unbrauchbaren Stoffe aus dem Blut filtern zu können. Ist dies eben nicht der Fall, können sich oben genannte Symptome äußern und Krankheiten entwickeln. So ist es durchaus notwendig, die Leber natürlich zu entgiften. Gewiss können Sie die Leber auch von Giftstoffen befreien, ohne dass Sie Symptome verspüren und einer Überlastung so vorbeugen oder entgegenwirken. Je eher Sie sich dafür entscheiden, die Leber zu entgiften, desto eher wird Ihr Körper es Ihnen danken, da Sie ihn bei dem Aufbau seiner Zellen unterstützen und er so von den von Ihnen durchgeführten Maßnahmen profitieren kann. Sie können sicher sein, dass sich die Symptome und Ihr Körpergefühl positiv verändern werden.

Doch warum ist eine Leberentgiftung überhaupt notwendig? Die Leber gilt als das Hauptentgiftungssystem des Körpers. Nicht nur jegliche Nahrung, die wir zu uns nehmen, gelangt in die Leber, sondern auch Chemikalien, die durch die Luft oder die Haut aufgenommen werden. Diese Schadstoffe werden dann von der Leber in unschädliche Stoffe umgewandelt und von dort aus an die Nieren und den Darm zur Ausscheidung weitergeleitet. Somit reinigt und entgiftet die Leber den Körper und hält diesen gesund. Dazu übernimmt die Leber viele weitere Tätigkeiten im Körper, nämlich die Verdauung von Fett, die Abspeicherung von Fetten und Proteinen, die Regulation von Cholesterin und die Produktion von Galle. Gelangen in die Leber jedoch zu viele Schadstoffe durch äußere Einflüsse, dann kann es sein, dass ihre wichtigen Tätigkeiten vernachlässigt werden, weil die Leber zu sehr mit der Umwandlung der ganzen schädlichen Stoffe beschäftigt ist. Können die Schadstoffe nicht abgebaut werden, weil es zu viele sind, dann setzen sich diese ab und stören die Zellversorgung.

Mit dieser Erklärung will ich Ihnen nahelegen,

dass die Umwelteinflüsse und die Lebensweise der heutigen Zeit eine Überlastung der Leber beinahe garantieren und deshalb die regelmäßige Entgiftung für jeden von Ihnen unausweichlich sein sollte. Selbst wenn Sie keine der oben genannten Symptome verspüren und sich noch keine weiterführenden Krankheiten durch eine Überlastung gebildet haben, sollten Sie Ihrer Leber die Möglichkeit geben, zu entgiften. So kann ihre vollständige Tätigkeit gewährleistet und das Risiko für aus einer Überlastung resultierende Krankheit minimiert werden.

Methoden und Dauer einer Leberentgiftung

METHODEN

Basenüberschüssige Ernährung

Eine Möglichkeit, um die Leber zu entgiften, ist eine basenüberschüssige Ernährung. Diese versorgt den Körper mit basischen Mineralstoffen, die dieser leicht verwerten kann, und allen wichtigen Nährstoffen, um ihn in einem gesunden Gleichgewicht zu halten.

Des Weiteren sorgt eine Ernährung mit vielen basischen Lebensmitteln dafür, dass sich im Körper keine oder nur wenige säurehaltige Rückstände während des Stoffwechsels ablagern. Dies geschieht nämlich normalerweise bei der normalen Ernährung. Eine Übersäuerung, die bekanntlich für beinahe alle chronischen Krankheiten verantwortlich ist, wird so verhindert oder hilft bei dessen Bestehen, diese abzubauen. Das Ziel einer basischen Ernährung ist ein ausgeglichener Säure-Basen-Haushalt. Gleichzeitig sorgt sie dafür, dass sich die Magensäureproduktion einpendelt und sich im Dickdarm und der Scheide die nützlichen Bakterien ansiedeln, die für das dort erforderliche saure Gebiet sorgen. Wichtig bei der basenüberschüssigen Ernährung bleibt zu erwähnen, dass die Ernährung nicht nur basisch, sondern gleichzeitig auch gesund sein sollte. Es existieren acht Ebenen, auf denen basische Lebensmittel basisch wirken sollten:

1. Wie ihr Name schon sagt, sind basische Lebensmittel voller Basen, d.h., sie enthalten einen großen Anteil an basisch wirkenden Mineralien und Spurenelementen. Dazu gehören Magnesium, Calcium, Kalium und Eisen.

2. Im Gegensatz dazu enthalten basische Lebensmittel nur wenige säurebildende Aminosäuren. Bei einem Überschuss dieser Aminosäuren kann es dazu kommen, dass diese abgebaut werden und sich

somit Schwefelsäure bildet. Lebensmittel mit vielen säurebildenden Aminosäuren sind zum Beispiel Fleisch, Fisch, Eier oder Soja.

3. Durch basische Lebensmittel wird die körpereigene Basenbildung angeregt, indem sie beispielsweise durch Bitterstoffe die körpereigene Basenbildung im Organis-mus unterstützen.

4. Basische Lebensmittel verschlacken nicht, was bedeutet, dass sie bei ihrer Verstoffwechselung keine sauren Stoffwechselrückstände, also Schlacken, hinterlassen.

5. Basische Lebensmittel unterstützen den Körper dabei, eigenständig überschüssige Gifte, Schlacken und Säuren zu neutralisieren. Wie bereits erwähnt, helfen Sie Ihrem Körper so dabei, eine Übersäuerung zu verhindern oder eine bestehende Übersäuerung zu lindern. Dies geschieht durch bestimmte, in basischen Lebensmitteln enthaltene Stoffe. Dazu gehören Vitamine, sekundäre Pflanzenstoffe und auch Antioxidantien. Sie vitalisieren den Körper, stärken das Immunsystem und die Entgiftungsorgane und entlasten die Ausleitungsorgane.

6. Basische Lebensmittel enthalten viel Wasser und versorgen den Körper so mit ausreichend Flüssigkeit. Dies sorgt auch dafür, dass Schlacken und andere Säuren einfacher ausgeschieden werden können.

7. Durch ihren hohen Antioxidantien- und Vitalstoffgehalt sowie die richtigen Fettsäuren wirken basische Lebensmittel entzündungshemmend.

8. Basische Lebensmittel sorgen für eine gesunde Darmflora und fördern die Darmgesundheit. So können auch angesammelte Säuren schneller und einfacher ausge-schieden werden, die Verdauung verläuft vollständiger und die Bildung von Schlacken wird verhindert.

Generell sollten Sie sich nicht ausschließlich basisch ernähren, sondern lieber basenüberschüssig. Dabei ernähren Sie sich zu 70 bis 80 Prozent basisch und den restlichen Anteil füllen Sie dann mit säurebildenden, aber gesunden Lebensmittel zu sich. Diese Ernährungsweise eignet sich am besten für eine dauerhafte Durchführung, da Sie auch säurebildende Lebensmittel, die eine hohe Nährstoffdichte haben, zu sich nehmen können. Dazu gehören Nüsse, Pseudogetreide oder Hülsenfrüchte.

Nachdem Sie nun wissen, worauf Sie bei einer basenüberschüssigen Ernährung achten müssen, interessiert es Sie sicherlich, welche Lebensmittel Sie dabei bedenkenlos zu sich nehmen können. Zu Ihren Grundnahrungsmitteln sollten Gemüse aller Art sowie bunte Salate gehören. Pimpen Sie diese gerne mit Sprossen und versuchen Sie, grüne Smoothies in Ihren Alltag zu integrieren. Statt zu herkömmlichen Getreideprodukten greifen Sie lieber auf Quinoa, Hirse oder Buchweizen zurück.

Versuchen Sie, weniger Fleisch und tierische Produkte zu sich zu nehmen und, falls Sie doch darauf zurückgreifen, dann entscheiden Sie sich für Produkte aus biologischer regionaler Landwirtschaft. Statt Kuhmilch können Sie jegliche Art von Pflanzenmilch, sprich Hafer, Mandel oder Kokos, nutzen.

Greifen Sie ausschließlich auf gesunde Fette zurück und ersetzen Sie Softgetränke und Säfte durch Mineralwasser und ungesüßte Kräutertees. Sind Sie an einem gesunden Lebensstil interessiert, könnte diese Art der langfristigen Leberentgiftung genau das Richtige sein. Das Ergebnis soll langfristig erzielt und gehalten werden. Die Ernährung lässt sich in den Alltag integrieren und durch diverse Austauschmöglichkeiten Ihrer Lieblingsprodukte müssen Sie auf nichts verzichten.

Darmsanierung

Durch die sogenannte Pfortader gelangt das Blut aus dem Darm in die Leber und wird dort gereinigt. Die Nahrung, die wir zu uns nehmen, hat somit natürlich einen Einfluss auf die Verunreinigung des Blutes und je schlechter die Verfassung, in der sich die Verdauung befindet, ist, desto mehr hat die Leber zu tun. Ist die Darmflora gestört, so können sich Bakterien und Pilze ansiedeln. Diese bilden dann wiederum Gifte, welche in die Leber gelangen können. Eine nicht einwandfrei funktionierende Darmflora verhindert eine funktionstüchtige Verdauung. Deshalb finden Gärprozesse statt und schädliche Stoffwechselrückstände oder nicht vollständig verdaute Teilchen gelangen in die Leber. Diese wird deshalb überlastet.

Wenn Sie jedoch den Begriff der Darmsanierung hören, dann denken Sie wahrscheinlich an eine Leerung des Darmes. Tatsächlich geht es hierbei jedoch um viel mehr, da eine Darmsanierung durchaus zahlreiche Effekte bereithält, die mit der Funktionstüchtigkeit der Leber zusammenhängen. Zum einen regeneriert und heilt sie die Darmschleimhaut und zum anderen können Entzün-dungsprozesse im Darm abgebaut werden. Die Darmflora wird reguliert, was gleichzeitig zu einer Regulierung und Stärkung des

Immunsystems führt. Des Weiteren können schädliche Darmbakterien und -pilze sowie deren Stoffwechselgifte eliminiert werden. Auch werden Kotsteine und Stoffwechselabbauprodukte ausgeleitet. Die Muskeltätigkeit des Darmes kann gesteuert aktiviert oder beruhigt werden. Neben all diesen Effekten sorgt eine Darmsanierung auch für eine Entlastung der Leber und der Nieren.

Die Dauer einer Darmsanierung variiert. So kann sie von zehn Tagen über vier Wochen bis zu drei Monaten reichen. Achten Sie bei der Durchführung einfach auf Ihren Körper, er wird Ihnen signalisieren, wann Sie die Darmsanierung beenden sollten. Meist wird die Dauer von einem Monat als optimal angesehen. Diese können Sie jedoch spontan nach Ihrem Belieben verlängern oder verkürzen. Achten Sie dabei einfach auf Ihren Körper und Sie werden merken, welche Dauer für Sie am besten geeignet ist.

Da es sich in diesem Buch um die natürliche Leberentgiftung dreht, fokussieren wir uns auch auf natürliche Lebensmittel, mit denen Sie die Darmsanierung durchführen können, um die Leber zu entlasten. Sie werden merken, dass diese zahlreiche positive Eigenschaften enthalten und dessen Einnahme sich auch im Zuge einer Leberentgiftung lohnt. Im

Folgenden wollen wir einen Blick auf diese werfen und deren Wirkung erläutern.

Leinsamen
Der Leinsamen regt die Verdauungstätigkeit und die Stuhlausscheidung an. In Wasser bildet er einen heilenden gelartigen Schleim, durch den Gifte und Gase gebunden werden können. Er hat außerdem eine beruhigende Wirkung auf die Schleimhäute des Verdauungssystems und kann bei Entzündungen in der Darmgegend behilflich sein. Die Leinsamen können auf zwei unterschiedliche Weisen eingenommen werden.

Entweder nehmen Sie einen Esslöffel vor einer Mahlzeit ein und trinken danach ein großes Glas Wasser und in den darauffolgenden 30 Minuten noch einmal oder Sie weichen einen Esslöffel der Samen für circa eine Stunde in ein wenig Wasser ein und trinken dies dann zusammen, ohne die Samen abzugießen. Diese Methode ist für die Schleimhäute schonender. Die Samen können sich auch in der Verarbeitung unterscheiden. Nehmen Sie diese ganz zu sich, so werden die Leinsamen unverändert ausgeschieden und Sie nehmen damit auch keine Kalorien zu sich. Schroten Sie die Leinsamen jedoch vor der Einnahme, werden auch die Proteine und Fette durch den Körper aufgenommen und Sie nehmen pro zehn Gramm circa 40 Kalorien zu sich.

Aufgrund des hohen Ballaststoffgehalts werden Leinsamen generell einige positive Eigenschaften zugeschrieben, z.B. Reduzierung von Herz-Kreislauf-Problemen, Senkung des Krebsrisikos, vermindertes Hungergefühl und eben eine allgemeine entzündungshemmende Wirkung, wie eben hier auf die Darmflora.

Mineralerden: Benolith und Zeolith

Sicherlich wird Ihnen dieses Hausmittel nicht allzu bekannt sein, jedoch haben Mineralerden, auch Heilerden genannt, viele nützliche und wissenswerte Effekte auf den Darm. Sie können äußerlich und innerlich angewandt werden und wirken. Vielleicht haben Sie schon einmal etwas von Gesichtsmasken aus Heilerden gehört.

Sie wirken beruhigend, reinigend und gegen Unreinheiten. Hier wollen wir uns jedoch mit der innerlichen Anwendung von Heilerden beschäftigen, da sie als Mittel zur Darmsanierung genutzt werden soll und ich Ihnen ihre Wirkung dabei gerne erläutern würde. Mineralerden sind in der Lage dazu, Gift- und andere Schadstoffe im Darm zu absorbieren, was für ein gesünderes Milieu sorgt. Aufgrund dessen fühlen sich nützliche Bakterien wohler und sie siedeln sich im Darm an. Dort können sie sich dann vermehren.

Auch bei Durchfall erweisen sich Mineralerden als nützliche Hilfsmittel, da sie das Wasser im Darm binden und gleichzeitig dafür sorgen, dass toxische Bakterien ausgeschieden werden können.

Sicher fragen Sie sich, wie Sie die Mineralerden anwenden. Dies will ich Ihnen nun verraten: Sie entscheiden sich für eine der beiden Erden, also entweder für Benolith oder Zeolith, und nehmen einen halben bis einen ganzen Teelöffel 30 bis 60 Minuten morgens vor dem Frühstück ein. Wichtig ist dabei, dass die Einnahme auf nüchternen Magen geschieht. Sie können dann selbst entscheiden, ob Sie noch eine weitere Dosis kurz vor dem Schlafengehen einnehmen wollen. Dies ist jedoch nicht unbedingt nötig.

Glaubersalz

Die Methode, den Darm mit Glaubersalz zu entleeren, ist sehr effektiv, jedoch auch ziemlich extrem. Der Darm wird nämlich innerhalb von 30 bis 60 Minuten gänzlich entleert. Dies kann zu Bauchkrämpfen und unnatürlich häufigen durchfallähnlichen Stuhlgängen führen.

Das Glaubersalz wird entsprechend der empfohlenen Dosierung in ein großen Glas warmes Wasser gemischt und dann auf einmal getrunken. Diese Anwendung geschieht nur als einmalige Darmentleerung und sollte nicht wiederholt werden. Leiden Sie unter gesundheitlichen Beschwerden, wie Bluthochdruck, Herzproblemen oder einer Nierenunterfunktion, sollten Sie auf diese Methode verzichten oder vor der Anwendung von einem Fastenarzt beraten werden.

Das Glaubersalz ist ein effektives Hausmittel der Darmentleerung und seine Wirkung sollte nicht unterschätzt werden.

Bauchmassage und Bewegung bei einer Darmreinigung

Sollten Sie sich für eine Darmreinigung entscheiden, dann bedenken Sie, dass genügend Bewegung diese positiv beeinflusst und einen besseren Erfolg verspricht. Durch die Bewegung wird der Darm leistungsfähiger in seiner Arbeit. Nutzen Sie also Ihre Freizeit für einen Gang ins Fitnessstudio, eine kleine Wanderung im Wald oder eine gemütliche Fahrradtour mit der Familie. Versuchen Sie auch, regelmäßige Bewegung in Ihren Alltag zu integrieren. Lassen Sie öfter mal das Auto stehen und gehen Sie kurze Strecken zu Fuß und behalten Sie dabei im Hinterkopf: Bewegung kann maßgeblich zum Erfolg Ihrer Darmsanierung beitragen.

Ein weiteres kostenloses, aber ebenfalls effektives Hausmittel ist die Bauchmassage. Sie sollte also zu ausreichender Bewegung praktiziert werden, um die Darmsanierung zu unterstützen. Sie hilft nämlich dabei, Schlacken von den Darmwänden zu lösen, die Verdauung anzuregen und die Stuhlausscheidung zu fördern. Noch dazu wirkt sie wohltuend und angenehm für den gesamten Bauch und insbesondere den Darm.

Wie Sie nun erfahren haben, hängt der Gesundheitszustand des Darmes mit dem der Leber zusammen. Ist dieser nicht in Ordnung, wirkt er sich negativ auf die Funktionstüchtigkeit der Leber aus. Deshalb stellt die Darmsanierung und die damit zusammenhängenden verschiedenen Methoden einen wichtigen Aspekt bei der natürlichen Leberentgiftung dar. Wollen Sie, dass Ihre Leber einwandfrei funktioniert, so muss dies auch beim Darm der Fall sein und dessen Sanierung mit der Entgiftung einhergehen. So können Sie für Ihren Körper den bestmöglichen Erfolg erzielen und sichergehen, dass die Leber nicht zusätzlich durch die Belastung des Darmes beeinträchtigt wird. Selbstverständlich gibt es noch viele weitere Methoden der natürlichen Leberentgiftung, über welche ich Sie im Folgenden informieren möchte.

Mariendistel
Die Mariendistel Pflanze, die vielseitige Wirkungen hat und sogar in der Medizin eingesetzt wird. Sie ist

auch bei der Leberentgiftung sehr förderlich, da sie die Leber aktiviert und so für die Ausscheidung von schädlichen Toxinen und Schadstoffen sorgt. Dadurch wird diese entlastet. Generell ist die Pflanze für ihre Erfolge bei der Leberentgiftung bekannt.

Die Mariendistel kann auch bei der oben genannten Darmsanierung zum Einsatz kommen. Außerdem hilft sie bei Diabetes und Gallenbeschwerden. Die Wirkung der Mariendistel geht so weit, dass sie sogar in der Medizin synthetischen Substanzen vorgezogen wird. Sie wirkt stark antidepressiv und ihr werden nicht nur in Bezug auf die Leberentgiftung große Erfolge zugesprochen, sondern allgemein gilt sie als ein echter Lebensretter.

Sicherlich fragen Sie sich nun, wodurch die Mariendistel als Lebensretter bezeichnet wird. Kennen Sie den Knollenblätterpilz? Seine Vergiftungen gehören heute noch zu den häufigsten Pilzvergiftungen mit Todesfolge. Dabei wird die Leber in hohem Maße angegriffen und die Mariendistel verhindert, dass Menschen eben an dieser Vergiftung sterben. Bei der Behandlung wird der Hauptwirkstoff der Pflanze, Silymarin, den Patienten hochdosiert und intravenös verabreicht. So wird verhindert, dass diese an den Folgen der Vergiftung sterben. Die Wirkung der Mariendistel ist am besten in Bezug auf die Leber erforscht. Dort verhindert sie nämlich, dass giftige Stoffe eindringen und fördert gleichzeitig die Neubildung gesunder Leberzellen. Dies zeigt, dass regenerative Prozesse gefördert werden und sich die Durchblutung verbessert. Dieser Vorgang ist auch das Bedeutende bei der oben genannten Pilzvergiftung.

Die Einnahme des Wirkstoffs Silymarin erfolgt in Form von Kapseln. Eventuell wird die Einnahme von Kapseln in Verbindung mit einer **natürlichen** Entgiftung in diesem Zusammenhang von Ihnen nicht nachvollziehbar sein. Da es sich bei dem Wirkstoff jedoch um eine Pflanze, also um ein natürliches Produkt, handelt und durch die Kapselform bloß die Einnahme vereinfacht wird, sollten Sie diese Methode nicht missen. Wie Sie bereits erfahren haben, hält die Mariendistel bedeutende Effekte für die Leber bereit, von denen Sie im Zuge einer Leberentgiftung Gebrauch machen können.

Bei der Dosierung von Silymarin lassen sich erhebliche Unterschiede von Kapsel zu Kapsel feststellen. Viele von ihnen enthalten nur wenige Mengen von dem Wirkstoff und sind stattdessen mit anderen, teilweise schädlichen Stoffen wie Magnesiumstearat beigesetzt. Deshalb ist es wichtig, dass Sie vor einem Kauf der Kapseln auf die Dosierung des

Wirkstoffes und auf eventuell beigesetzte Inhalts-stoffe achten. Generell sollten Sie bei der Einnahme auch beachten, dass die Dosierung von Silymarin 500 Milligramm am Tag nicht überschreitet.

Bitterstoffe vor den Mahlzeiten
Bitterstoffe haben eine positive Wirkung auf den gesamten Organismus und insbesondere auf die Funktionstüchtigkeit der Gallenblase, der Bauchspeicheldrüse und der Leber. Sie helfen den Organen, indem sie Gallensaftausschüttung, die Absonderung der Bauchspeicheldrüsenenzyme und die Leberaktivität anregen.

Der Stoffwechsel wird angeregt, wodurch man überschüssiges Gewicht loswerden kann. Außerdem lassen sich Verstopfungen leichter lösen. All diese Gegebenheiten haben zur Folge, dass die Leber gleichzeitig entlastet und aktiviert wird, da sie sich weniger um diese Nebenaktivitäten sorgen muss, sondern sich stattdessen auf ihre eigentlichen Aufgaben konzentrieren kann.

Bitterstoffe lassen sich in Form von Extrakt aus der Löwenzahnwurzel, Bitterbasenpulver, alkoholfreiem Kräuterelixier oder Löwenzahnblattpulver einnehmen. Sie sollten diese eine viertel- bis eine halbe Stunde vor den Mahlzeiten einnehmen. Die aufgeführten Produkte, in denen Bitterstoffe enthalten sind, sind natürlichen Ursprungs. Dies bedeutet, dass Sie sie ohne Bedenken auch bei einer natürlichen Leberentgiftung einnehmen können.

Leberwickel

Leberwickel funktionieren, indem sie durch ihre Hitze und Feuchtigkeit die Durchblutung der Leber anregen. Somit beschleunigt er die Entgiftungsarbeit der Leber. Einen Leberwickel bereiten Sie vor, indem Sie zunächst eine Wärmflasche mit warmem Wasser füllen. Danach bereiten Sie einen Aufguss vor. Dazu geben Sie einen halben Teelöffel getrocknetes Schafgarbenkraut, welches Sie in der Apotheke bekommen, in einen halben Liter kochendes Wasser und lassen dies für fünf Minuten ziehen. Beim Schafgarbenkraut handelt es sich um das Kraut einer klassischen Heilpflanze, der Schafsgarbe. Die Pflanze besteht hauptsächlich aus ätherischen Ölen, Bitterstoffen und Gelbstoffen. Sie wird u.a. auch gegen Verdauungsprobleme, Gallenbeschwerden und Frauenleiden, wie Menstruationsbeschwerden, angewandt.

Ihre Heilwirkungen sollen schleimlösend, antibakteriell, krampflösend, wundheilend, verdauungsfördernd und schmerzlindernd sein.

Wenn Sie also den Aufguss haben ziehen lassen, dann tauchen Sie ein trockenes Baumwolltuch in die noch warme Flüssigkeit, wringen es aus und legen es sich auf den rechten Rippenbogen. Darauf legen Sie dann die Wärmflasche und dies wird dann wiederum noch einmal mit einem Tuch fixiert. Den Wickel lassen Sie dann für 20 bis 30 Minuten im Liegen einwirken. Versuchen Sie, sich in dieser Zeit zu entspannen und sich auf Ihren Körper zu konzentrieren. Spüren Sie, wie die Wirkung des Schafgarbenkrauts in Ihren Körper gelangt. Nehmen Sie die Zeit am Tag für sich und binden Sie die Wickel als Ritual in Ihren Alltag ein.

Vier-Stufen-Plan
Dieser Plan beschreibt ein bestimmtes Vorgehen der Leberentgiftung. Natürlich ist dieser nicht die einzige Möglichkeit, um eine Leberentgiftung erfolgreich zu vollziehen. Er zeigt Ihnen jedoch eine Vorgehensweise, an der Sie sich guten Gewissens orientieren können, wenn Sie sich nicht sicher sind, wie Sie mit der Entgiftung beginnen und nach welchen Vorgaben Sie sich halten sollen. Generell beschreibt der Plan, wie man in vier Schritten auf all die Dinge verzichtet, die der Leber schaden. Er wurde von Anne Baker als „Nourish Hoistic Nurtition" ins Leben gerufen.

In der ersten Stufe geht es darum, wie Sie die Umweltgifte, die Sie einatmen, eliminieren oder

zumindest drastisch reduzieren. Zu diesen Umwelt-
giften gehören Rauch, vor allem Zigarettenrauch,
Benzin-, Farb- und Leimdämpfe, Reinigungsmittel
und Nagellack sowie Parfums. Die zweite Stufe beschreibt die Reduktion von Giften in Nahrungsmit-
teln und Getränken.

Diese Gifte sind u.a. Alkohol, Konservierungsstoffe, Pestizide, Farbstoffe, Düngemittel, Schwermetalle, die in großen Fischen vorkommen, ver-
schmutztes Wasser und Kosmetikprodukte. Letztere
enthalten nämlich Petroleumbestandteile, wenn sie
nicht gänzlich natürlich sind. Begeben Sie sich in
Stufe drei, so sollen Sie elektromagnetischen Fel-
dern ausweichen und auch diese elim-inieren bzw.
reduzieren. Dies können Sie tun, indem Sie Ihr Mo-
biltelefon nicht ständig am Körper tragen und es
möglichst oft in den Flugmodus stellen. Außerdem
sollten Sie es beim Schlafen mindestens einen Meter
von Ihrem Bett entfernt oder besser gar nicht in Ihrem Schlafzimmer platzieren.

Eine weitere Möglichkeit, elektromagnetische
Felder zu eliminieren, ist, das W-LAN so oft wie möglich auszustellen. Sie sollten kabellose Festnetztele-
fone vermeiden und radiologischen Strahlen ausweichen, d.h., sich diesen nur bei nötigen Untersuchungen unterziehen. Eine weitere Maßnahme für

Sie ist die Vermeidung oder Reduktion von Flügen. Die vierte und letzte Stufe ist die Ernährungsumstellung.

Dazu gehört, dass Sie keine industriell verarbeiteten Produkte, keine raffinierten Mehle und keinen Zucker zu sich nehmen. Zusätzlich sollten Sie die Finger von industriell hergestellten Pflanzen und dem Fleisch gemästeter Tiere lassen. Ein Großteil des Fleisches, das Sie im Discounter erwerben können, ist aus Massentierhaltung. Dort werden die Tiere unter widrigen Umständen mithilfe von Antibiotika innerhalb von kürzester Zeit herangezogen, um dann geschlachtet zu werden.

Natürlich steht hier der schreckliche Umgang mit Tieren im Vordergrund, jedoch nehmen Sie damit auch schädliche Medikamente zu sich, die die Leber belasten. Stattdessen sollten Sie auf biologische Produkte, am besten vom Bauernhof in Ihrer Umgebung, zurückgreifen. Die von Ihnen zubereiteten Nahrungsmittel sollten nicht überkocht werden, da so die vorhandenen Nährstoffe und Vitamine verloren gehen. Gerne können Sie diese stattdessen öfter mal roh essen. Dies bietet sich in Form von Rohkostsalaten oder Gemüsesticks an. Wichtig ist außerdem, dass Sie auf die Mikrowelle als Möglichkeit, Ihre Speisen zu erwärmen, verzichten. Diese werden nämlich in der Mikrowelle mithilfe elektromagnetischer Strahlen erhitzt. Die Strahlen können dann auf Ihr Essen übertragen werden und, wenn Sie dies dann zu sich nehmen, gelangen diese auch in Ihren Körper. Bei der Leberentgiftung mit dem Vier-Stufen-Plan sollen elektromagnetische Strahlen jedoch vermieden werden.

Wie Sie nun erfahren haben, zeigt der Plan auf, wie Sie die schädlichen Einflüsse Ihrer Umgebung und Lebensweise schrittweise aus Ihrem Alltag eliminieren, um Ihre Leber zu entlasten. Er zeigt außerdem deutlich, wie vielen verschiedenen Sie täglich ausgesetzt sind oder welche Sie auch bewusst zu sich nehmen. Hätten Sie gedacht, dass all die oben stehenden Dinge einen Einfluss auf die Belastung Ihrer Leber haben?

Denken Sie in den nächsten Tagen doch einmal darüber nach, welchen davon Sie sich täglich aussetzen und beginnen Sie dann, etwas zu ändern, indem Sie versuchen, diese schädlichen Einflüsse nach und nach zu reduzieren. Beginnen Sie beispielsweise damit, Ihr Handy für einige Stunden am Tag wegzulegen und in den Flugmodus zu schalten, erhitzen Sie Ihre Speisen schonender durch Dampfgaren oder probieren Sie doch mal ein neues Rezept mit viel frischem Gemüse aus. Egal, womit Sie beginnen: Jede

Maßnahme ist ein Schritt in die richtige Richtung und stellt eine Entlastung für Ihre Leber dar. Sicherlich werden Sie einige Wochen brauchen, um sich an eine neue Lebensweise zu gewöhnen. Das Ziel sollte auch nicht sein, dass Sie direkt auf alles verzichten können, aber vielleicht schaffen Sie es ja irgendwann, zumindest ein paar der schädlichen Einflüsse, egal aus welcher Stufe, in Ihrem Alltag nicht mehr vermissen zu müssen. Bei dem Plan handelt es sich nicht um eine zeitlich begrenzte Leberentgiftung, sondern zeigt Ihnen vielmehr, wie Sie langfristig so leben, dass Sie Ihre Leber entlasten.

DAUER

Natürlich gibt es verschiedene Zeiträume, in denen Sie im Gegensatz zu oben eine konkrete Leberentgiftung durchführen können. Machen Sie dies von den Kapazitäten Ihrer Zeit und der Gestaltung Ihres Alltags abhängig. Die Dauer können Sie jederzeit variieren. Im Folgenden werde ich Ihnen zunächst die eintägige und die dreitägige Leberentgiftung vorstellen.

Dieses Modell eignet sich besonders, wenn Sie kurzfristig etwas für Ihre Leber tun wollen, ohne dabei den ganzen Tag umstrukturieren zu müssen.

Wichtig ist nur, dass Sie auf Alkohol und Nikotin sowie auf fett- und zuckerhaltige Nahrung verzichten. Dazu gehört jegliche Art von Süßigkeiten und Fast Food. Essen Sie also möglichst unverarbeitete, frische Produkte ohne zugesetzte Stoffe wie Geschmacksverstärker oder Konservierungsstoffe. Kochen Sie selbst und mit viel Gemüse, verwenden Sie nur wenig Fett und trinken Sie ausreichend Wasser. Dabei sollte es sich um mindestens zwei Liter handeln. Achten Sie besonders auf genügend Bewegung, gerne auch an der frischen Luft. Machen Sie das, was Ihnen Spaß macht. Zudem sollten Sie ausreichend schlafen, um dem Körper seine nötige Regeneration zu ermöglichen. Zur Unterstützung können Sie außerdem den oben beschriebenen Leberwickel mit Schafgarbenkraut nutzen. Die Leber kann so regenerieren und sie wird zur Entgiftung angeregt.

Falls Sie mehr Zeit in eine Leberentgiftung investieren möchten, eignet sich der Drei-Tages-Plan. Hierbei wird der Tag genauer nach Uhrzeiten strukturiert, also sollten Sie etwas mehr Zeit und Hingabe als beim Ein-Tages-Plan für die Entgiftung mitbringen. Als Beispiel für eine mehrtägige Kur eignet sich die, die von Hulda Clark entwickelt wurde. Sie strukturiert sich in einen Vorbereitungstag, den eigentlichen Kurtag und den Tag danach zur Eingewöhnung in die normale Ernährung.

Am Tag der Vorbereitung sollte bei Ihnen Schonkost auf dem Speiseplan stehen. Dazu sollten Sie einen Liter Apfelsaft und ansonsten ausreichend Wasser zu sich nehmen. Der Kurtag geht mit Schonkost weiter. Ab 14 Uhr sollte dann bis zur Anwendung nichts mehr gegessen werden. Um 18 Uhr sollten Sie dann einen Esslöffel Bittersalz in einem Glas Wasser auflösen und dies zu sich nehmen. Diese Prozedur wiederholen Sie um 20 Uhr noch einmal. Um 22 Uhr folgt dann der letzte Schritt des Tages: Sie trinken eine Mischung aus einem Achtelliter Olivenöl und einem Achtelliter Grapefruitsaft. Danach sollten Sie möglichst schlafen gehen. Den nächsten Tag starten Sie dann, indem Sie noch einmal ein Glas mit einem Esslöffel Bittersalz trinken. Auch dies wiederholen Sie nach zwei Stunden erneut. Im weiteren Verlauf des Tages können Sie sich dann langsam wieder an normale Nahrung wagen, dabei sollte es sich aber möglichst noch um Schonkost handeln.

Falls Sie mehr Zeit haben oder sich einfach intensiver um Ihre Leber sorgen wollen, eignet sich eine Dauer von acht bis zehn Tagen. In dieser Zeit helfen Sie Ihrem Stoffwechsel nachhaltig zu mehr Gesundheit und reinigen außerdem im selben Zuge Ihren Darm. Die Leberentgiftung teilt sich in drei

Phasen auf, die ich Ihnen im Folgenden näherbringen werde.

In der ersten Phase sollten Sie zunächst damit beginnen, auf Kaffee zu verzichten und, falls Sie doch einmal zu einer Tasse greifen wollen, auf ein hochwertigeres Produkt zurückzugreifen. Außerdem sollten Sie nach dem Aufstehen täglich ein Glas Wasser mit einer Prise Salz und Zitronensaft oder Apfelessig trinken. Dabei können Sie wählen, was Ihnen lieber ist oder die Kombination auch variieren. Dann nehmen Sie nach ein bis zwei Stunden ein entgiftendes Präparat ein, wie Aktivkohle, Heilerde oder Bentonit. All diese Präparate haben eine entgiftende Wirkung und verhalten sich ähnlich wie das oben beschriebene Benolith bei einer Darmreinigung. Generell können Sie sich bei der Einnahme nach einer Dosis von zehn Gramm richten, eine genaue Anleitung können Sie jedoch auch der Verpackung entnehmen. Danach müssen Sie ein bis zwei Stunden warten, bevor Sie Nahrungsmittel zu sich nehmen.

Wichtig ist dabei, dass es diese nur in flüssiger Form gibt. Dadurch zeichnen sich die ersten Tage der aktiven Leberentgiftung aus. Diese Maßnahme soll dazu dienen, dass Giftstoffe aus Ihrem Darm und Ihrer Leber hinausgespült werden können. Flüssige Nahrungsmittel, die Sie trotzdem mit Nährstoffen versorgen, sind selbst gepresste Säfte und Knochenbrühe. Bei den selbst gepressten Säften können Sie auf Gemüse und Obst Ihrer Wahl zurückgreifen und dieses mithilfe eines Entsafters beliebig kombiniert pressen.

Am besten eignen sich Karotten, Äpfel, Rote Bete, Sellerie, Orangen und Zitronen. Die Entscheidung liegt jedoch bei Ihnen, solange Sie nur rohes, möglichst fruchtzuckerarmes Obst verwenden. Bei der Knochenbrühe handelt es sich um in heißem Wasser für mehrere Stunden ausgekochte Knochen. Die Brühe können Sie dann beliebig mit Gewürzen, Apfelessig und Kräutern verfeinern. Durch die Knochen enthält die Brühe zahlreiche Nährstoffe. Sie ist u.a. reich an Kollagen, Omega-3-Fettsäuren und Kalzium. Auch bei Fieber und Magen-/Darminfekten erweist sie sich als bewährtes Hausmittel.

Während der gesamten Leberentgiftung und auch darüber hinaus ist es außerdem nützlich, Tees aus verschiedenen Kräutern zu trinken. Zu diesen gehören Brennnessel, Löwenzahn, Goldrute, Mariendistel, Birkenblätter, Kamillenblüte, Pfefferminze, Beifuß, Berbe-ritze und Tausendgüldenkraut. Auch hier können Sie nach persönlichen Vorlieben entscheiden und von Tag zu Tag variieren. Sie können die Entgiftung der Leber unterstützen, indem Sie

Nahrungsergänzungsmittel zu sich nehmen. Wichtige sind hierbei Omega-3-Fettsäuren, Curcumin, Vitamin D und Cholin. Halten Sie sich bei der Dosierung an die Empfehlungen auf der Verpackung. Da es sich in diesem Buch jedoch um Formen natürlicher Leberentgiftung handelt, ist es Ihnen überlassen, ob Sie zusätzlich Präparate einnehmen möchten.

Danach können Sie in Phase zwei übergehen. Die Dauer dieser Phase können Sie selbst entscheiden. Sie kann von drei bis zu fünf Tagen reichen. Der Unterschied zur ersten Phase ist hier, dass Sie die Rohkostsäfte durch Smoothies ersetzen. Sie pressen also nicht nur den Saft aus dem Obst und Gemüse, sondern nehmen dies in pürierter Form ganz zu sich. Ergänzend dazu empfiehlt sich die Einnahme von milchsauer fermentiertem Gemüse, wie zum Beispiel Sauerkraut, und von Probiotika.

Diese Produkte helfen dabei, Ihre Darmflora langsam wieder aufzubauen. Des Weiteren sind Heilpilze in dieser Phase sehr nützlich. Dabei handelt es sich um medizinisch wirksame Pilze, die erforschte und wissenschaftlich belegte Wirkstoffe enthalten. Dazu gehört die Gesundheitsförderung und auch zur begleitenden Therapie von Erkrankungen werden sie genutzt. Außerdem sollen sie die Selbstheilungskräfte des Körpers anregen. Falls Sie das Bedürfnis haben, etwas Warmes zu sich zu nehmen, können Sie die Smoothies gelegentlich durch pürierte Gemüsesuppen ersetzen. Sie sollten jedoch nicht mit zu viel Salz gewürzt und durch Zusätze, wie Sahne, ergänzt werden.

Die Entgiftung kann mit Maßnahmen, die ich Ihnen bereits zuvor erläutert habe, auch bei diesem Plan unterstützt werden. Greifen Sie beispielsweise auf die Leberwickel zurück, bewegen Sie sich an der frischen Luft und entspannen Sie Ihren Körper mit Yoga, Atemübungen oder Massagen. Die dritte und letzte Phase erstreckt sich dann von Tag neun bis elf. Dort gehen Sie wieder zu fester Nahrung über. Dabei sollten Sie trotzdem noch darauf achten, in den ersten Tagen nach der Entgiftung die Gewohnheiten der vorherigen Phase beizubehalten. Trinken Sie also weiterhin Kräutertees und achten Sie darauf, Probiotika sowie reichlich Obst und Gemüse zu sich zu nehmen.

Wie Sie nun gesehen haben, unterscheiden sich die Arten einer Leberentgiftung nicht nur in ihrer Dauer, sondern auch durch ihre Intensität. Wollen Sie diese im Alltag durchführen, kann sie sich über mehrere Wochen oder Monate erstrecken und im Bestfall zu einer neuen Lebensweise entwickeln. Die Entgiftung passiert dabei hauptsächlich mithilfe der

Ernährung und indem Sie Ihrem Körper mehr Aufmerksamkeit schenken.

Wenn Ihre Symptome jedoch gravierend und die Überlastung Ihrer Leber bereits weit fortgeschritten ist, empfiehlt sich eine aktive Leberentgiftung in einem begrenzten Zeitraum. Die Entgiftung ist gekennzeichnet durch feste Vorgaben, vorwiegend flüssige Nahrung in den ersten Tagen und eine eventuelle Ergänzung von speziellen Präparaten zur unterstützenden Wirkung.

Unabhängig von der Dauer, für die Sie sich entscheiden, sollten Sie ein paar generelle Dinge beachten. Falls Sie unter chronischem Stress leiden, sollten Sie versuchen, diesen zu lösen. Es könnte ansonsten sein, dass Ihr Körper sich nicht vollständig auf die Entgiftung konzentrieren kann und der gewünschte Effekt somit ausbleibt. Sie sollten außerdem ein großes Blutbild, bei dem Co-Faktoren, wie Vitamine und Mineralstoffe, Leberwerte und Schwermetalle gemessen werden, durchführen. Dies ermöglicht Ihnen, nach der Entgiftung die Veränderungen in Ihrem Blut nachzuweisen. Bewegen Sie sich währenddessen viel an der frischen Luft und entspannen Sie bei Sauna- oder Badegängen. Falls Sie die Möglichkeit haben, sollten Sie sich vor allem während der aktiven Entgiftung in einem begrenzten Zeitraum von einem Therapeuten unterstützen lassen.

Generell gilt, dass Sie auf Ihren Körper hören sollten, um die für Sie passende Dauer und Methode der Leberentgiftung herauszufinden. Schauen Sie dabei auch auf eventuelle Symptome, um das Ausmaß der Belastung Ihrer Leber festzustellen. Ich bin mir sicher, dass Sie die richtige Entscheidung für Ihren Körper treffen werden!

Geeignete Lebensmittel und ihre Wirkung bei einer Leberentgiftung

In den vorangegangenen Seiten bin ich bereits einige Male auf die allgemeine Ernährung sowie fördernde und hemmende Lebensmittel bei einer Leberentgiftung eingegangen. Im Folgenden will ich Sie darüber informieren, wie spezielle Lebensmittel wirken, damit Sie diese verstärkt in Ihren Speiseplan integrieren können, auch wenn Sie gerade keine aktive Leberentgiftung vornehmen.

Dabei will ich Ihnen auch die Herkunft dieser

Lebensmittel näherbringen, um das Verständnis für sie und ihre Wirkung besser nachvollziehen zu können. Denken Sie nicht auch, dass es nützlich wäre, etwas mehr über die Produkte, die wir konsumieren, zu wissen?

1. Kurkuma

Das gelbe Gewürz gilt als eines der effektivsten Lebensmittel für den Erhalt einer gesunden Leber. Es wirkt antioxidativ, entzündungshemmend und entgiftend, was uns natürlich in Bezug auf die Leber sehr wichtig ist. Sie ist eine Pflanze aus der Familie der Ingwergewächse und stammt ursprünglich aus Indien und Südostasien.

Das gewonnene Gewürz der Pflanze wird aus dem Wurzelstock gewonnen. Dabei ist Curcumin der hauptsächliche Wirkstoff der Wurzel. Positive Auswirkungen zeigen sich nicht nur in Bezug auf die Leber, sondern auch auf den Darm. Es soll die Entzündungsprozesse hemmen und dabei zur Regenration der Darmflora und der Darmschleimhaut beitragen.

Dies trägt wiederum zu einer besseren Verdauung und einem gesünderen Körper bei. Die Verdauung ist ein maßgeblicher Bestandteil der menschlichen Gesundheit und wie wir bereits wissen, hängt auch der Zustand von Darm und Leber eng zusammen. Kurkuma soll sogar vor der Giftigkeit von

Quecksilber, wie beispielsweise bei Zahnfüllungen, schützen.

Dies zeigte eine im Jahr 2010 im *Journal of Applied Toxicology* erschienene Studie, bei der Forscher ihren Ratten im Zeitraum von drei Tagen jeweils 80 Milligramm Quecksilber pro Kilogramm Körpergewicht verabreichten. Die Ergebnisse zeigten, dass Curcumin die Ratten vor dem von Quecksilber ausgelösten oxidativen Stress schützte. Außerdem sank die Quecksilberkonzentration im Gewebe. Weitere Auswirkungen von Queck-silber sind z.B. schlechte Leber- und Nierenwerte. Auch diese verbesserten sich laut der Studie, indem das in Kurkuma enthaltene Curcumin die Leber gegen die Gifte schützte. Dies lässt sich auf Gifte alle Art, denen wir uns täglich aussetzen, übertragen. Weitere positive Aspekte des Wirkstoffs sind eine verbesserte Produktion von Gallenflüssigkeit, eine Verkleinerung angeschwollener Lebergänge und eine Verbesserung der allgemeinen Funktion der Gallenblase.

Doch wie nehmen Sie den Wirkstoff ein? Sicherlich kennen Sie das Gewürz, das Sie in fast jedem Supermarkt erwerben können und gerne für orientalische Gerichte wie Suppen oder Curry verwendet wird. Beim Würzen nehmen Sie jedoch nur geringe Mengen des Wirkstoffs ein. Wenn Sie also eine

Wirksamkeit garantieren möchten, sollten Sie das Curcumin als Tee trinken und diesen am besten mit Pfeffer kombinieren. Dieser erhöht die Wirkung des Curcumin erheblich. Sie können die Kombination von Curcumin und Pfeffer auch als Kapseln in hochdosierter Form zu sich nehmen.

2. Chilischote

Der Wirkstoff Capsaicin in der Chilischote sorgt dafür, dass diese scharf schmeckt. Er ist ein starker Reiniger und sorgt gleichzeitig dafür, dass die Leber vor schädlichen Stoffen geschützt wird und sie sich rasch regeneriert. Das Capsaicin soll sogar die fortschreitende Vernarbung von Lebergewebe stoppen können, was das Risiko für Zirrhose und Leberkrebs verringert. Beim *Inter-national Liver Congress™ 2015* wurde der positive Effekt von Capsaicin auf die Leber bestätigt. Demnach berichteten Wissenschaftler, dass der Wirkstoff die Leber vor toxischen Stoffen schütze und die Leberschäden durch lebergiftige Stoffe minimiert werden könne. Sie wissen bereits, dass die Leber verantwortlich für den Auf- und Abbau von Cholesterin ist. Eine australische Studie der University of Tasmania untersuchte die Wirkung regelmäßigen Chili-Verzehrs auf den Cholesterinspiegel bei zwei verschiedenen Gruppen. Nach einem Monat lag dieser bei der Chili-Gruppe deutlich niedriger als bei der Gruppe, die kein Chili zu sich nahm. Demnach mäßigt der Konsum des Wirkstoffs Capsaicin auf natürliche Weise. Des Weiteren können Leberfibrosen aufgehalten werden.

Wenn Sie also Ihrer Leber einfach etwas Gutes tun wollen, sollten Sie auf verstärkten Konsum über die Nahrung achten, indem Sie Ihre Gerichte vermehrt mit Chili würzen. Falls Sie Ihre Speisen jedoch ungern jeden Tag so scharf würzen möchten, können Sie den Wirkstoff auch mithilfe jeweils einer Kapsel zweimal am Tag als Nahrungsergänzung vor dem Essen einnehmen. Sollte Ihre Leber bereits schwerwiegendere Schäden aufweisen, kann der Wirkstoff durchaus in die Therapie miteinbezogen werden.

3. Knoblauch

Knoblauch beinhaltet zahlreiche schwefelartige Stoffe. Diese helfen, diejenigen Leberenzyme zu aktivieren, die dafür zuständig sind, giftige Stoffe aus dem Körper zu leiten. Somit fördert es die Leberfunktion. Dies ist jedoch nicht die einzige Weise, in der Knoblauch Ihrem Körper hilft. So gilt es außerdem als antioxidativ und hilft daher beim Abbau oxidativen Stresses und freier Radikale.

Die knollige Verwandte der Zwiebel soll außerdem beim Abbau von Fetteinlagerungen helfen, den Cholesterinspiegel im Körper mäßigen und die

Blutfettwerte reduzieren. Knoblauch gilt außerdem als nützlicher Helfer zur Thrombose-Prävention, indem es Blutgerinnseln vorbeugt und blutverdünnend wirkt.

Gleichzeitig erweitert es die Blutgefäße und fördert damit die Durchblutung, womit auch die Senkung hohen Blutdrucks unterstützt wird. Knoblauch wirkt sich außerdem positiv auf die Nierenfunktionen aus, indem es beim Abbau von Wassereinlagerungen hilft. Auch unser Immunsystem profitiert vom Knoblauch. Somit werden die Abwehrkräfte unseres Körpers gestärkt. Dies bedeutet, dass er Viren leichter abwehren kann und wir somit resistenter gegen beispielsweise grippale Infekte sind.

Falls Sie die Wirkungen des Knoblauchs für Ihren Körper und vor allem Ihre Leber nutzen möchten, bietet sich die sogenannte Tibetische Knoblauch-Kur an. Dabei wird der Knoblauch in rohem Zustand verarbeitet. Die Kur soll bereits vor 2000 bis 3000 Jahren v. Chr. von Mönchen in Tibet entwickelt worden sein. Diese Rezeptur soll dann im Jahr 1971 in verfallenen Klostern auf alten Tontafeln gefunden worden sein. Von dort aus wurden sie dann in alle möglichen Sprachen übersetzt und über die ganze Welt verbreitet. Doch wie bereiten Sie die Knoblauch-Kur zu und wie wird sie angewandt?

Für die Kur müssen Sie zunächst eine Tinktur zubereiten. Dafür benötigen Sie ein Einmachglas von 500 Milliliter bis zu einem Liter Fassungsvermögen. Außerdem brauchen Sie ein 200-Milliliter-Pipettenfläschchen, in das später die fertige Tinktur eingefüllt wird. Außerdem benötigen Sie ein feines Tuch, um die Tinktur später abzugießen, 350 Gramm Bio-Knoblauch und 200 Milliliter trinkbaren Alkohol. Dieser sollte circa 40 Prozent Alkohol enthalten.

Für die Zubereitung müssen Sie den Knoblauch zunächst schälen und mit einem Mörser zerkleinern oder mit einem Messer so fein wie möglich hacken. Den verarbeiteten Knoblauch geben Sie dann zusammen mit dem Alkohol in ein dicht verschließbares Gefäß. Dieses stellen Sie dann für zehn Tage an einen kühlen Ort oder zur Sicherheit einfach in Ihren Kühlschrank. Nach diesem Zeitraum müsste die Flüssigkeit eine grünliche Farbe angenommen haben.

Diese gießen Sie dann durch das feine Tuch und drücken dabei die Knoblauchmasse besonders gut aus. Die fertige Flüssigkeit können Sie dann in das Pipettenfläschchen geben. Alternativ können Sie auch ein verschließbares Glas nutzen, jedoch eignet sich die Pipette besonders gut für die Dosierung der Tinktur. Danach sollte diese erneut für drei Tage im

Kühlschrank ziehen, bevor Sie mit der Kur beginnen. Natürlich kann ich Ihnen an dieser Stelle nicht sagen, was auf den Tontafeln zur Einnahme der Kur angegeben war, weil die Überlieferungen nicht so weitreichend waren. Es existieren jedoch verschiedene Angaben, von welchen die folgende am sinnvollsten erscheint: Beginnen Sie am ersten Tag mit einem in etwas Wasser aufgelösten Tropfen der Tinktur und trinken Sie diesen etwa 20 Minuten vor Ihrer ersten Mahlzeit. Sie nehmen diese dann für die folgenden fünf Tage dreimal am Tag nach demselben Schema ein.

Jedoch nehmen Sie mit jeder Dosis einen weiteren Tropfen dazu. Nach dem fünften Tag sollten Sie abends bei 15 Tropfen angelangt sein. Von da an läuft die Einnahme rückläufig, d.h., Sie verringern die Anzahl der Tropfen bis zum zehnten Tag um jeweils einen Tropfen pro Mahlzeit. Nach dem zehnten Tag sollten Sie noch eine Tinkturmenge für circa 50 Tage übrig haben. Dies bedeutet, dass Sie in dieser Zeit jeweils 25 Tropfen pro Mahlzeit einnehmen. Die gesamte Einnahme entspricht also einer Dauer von zwei Monaten.

Da es sich bei der Tibetischen Knoblauch-Kur um eine reinigende und heilende Kur handelt, kann es durchaus sein, dass Sie innerhalb der ersten Tage

Entgiftungssymptome verspüren. Diese können sich in Form von Kopfschmerzen, Durchfall und Hautunreinheiten äußern. Es kann sogar sein, dass sich vorhandene Symptome der überlasteten Leber zunächst verstärken. Bleiben diese Symptome bestehen oder verstärken sich diese noch, sollten Sie einen Arzt oder Heilpraktiker aufsuchen, damit dieser andere Ursachen ausschließen kann. Während der Kur ist es wichtig, viel Wasser zu trinken. Dies sollte jedoch nicht zu den Mahlzeiten, sondern immer dazwischen im Abstand von 30 bis 60 Minuten geschehen. Außerdem sollten Sie zu keinen anderen Getränken neben Wasser greifen sowie sich vitalstoffreich und basenüberschüssig ernähren. Wie Sie bereits erfahren haben, trägt eine überwiegend basische Ernährung zur Entlastung der Leber bei. Auch hier dient diese dazu, den Organismus zu entlasten, damit er seine Kraft und Energie auf die Heilungs- und Reinigungsprozesse konzentrieren kann, auf welche die Tibetische Knoblauch-Kur abzielt.

Wenn Sie sich für diese Kur entscheiden wollen, möchte ich Ihnen zuvor noch von den Personengruppen berichten, welchen von dieser abgeraten wird. Falls Sie Blutverdünner einnehmen, sollten Sie auf die Kur verzichten. Wie Sie bereits erfahren haben, hat Knoblauch eine blutverdünnende Wirkung und in Kombination mit speziellen Medikamenten könnte diese noch verstärkt werden. Natürlich sollten Sie auch von der Kur fern bleiben, wenn Sie allergisch auf Knoblauch reagieren.

Auch bei Menschen mit Magen-Darm-Beschwerden oder Magengeschwüren empfiehlt sich die Kur nicht. Da diese mit Alkohol zubereitet wird, sollten auch die Menschen, die an einem Alkoholproblem leiden, eine andere Methode der Leberentgiftung wählen.

Falls Sie nicht nur an einer Überlastung der Leber, sondern einer diagnostizierten Leberschwäche leiden oder Medikamente einnehmen, sprechen Sie zuvor mit Ihrem Arzt. Sollten Sie sich nun noch fragen, ob man durch die tägliche Einnahme an einer „Knoblauchfahne" leidet, kann ich Sie beruhigen: Trotz des übermäßigen Konsums von Knoblauch werden Ihre Mitmenschen davon nichts mitbekommen, da sich der Geruch kaum äußert.

4. Tee
Einer der empfohlenen Tees für eine Leberentgiftung ist zunächst grüner Tee, da dieser sekundäre Pflanzenstoffe, namens Catechine, enthält. Diese bezeichnen spezielle antioxidative Stoffe, welche Ansammlungen von Fett in der Leber verringern und dabei ihre gesunde Funktion fördern können.

Fast noch besser eignen sich jedoch Leber-Kräutertees für eine Leberentgiftung. Diese enthalten nämlich verschiedene Kräuter, die der Leber somit auch viele gesundheitliche Vorteile auf einmal einbringen. Zu diesen Leber-Kräutern zählen u.a. Schafgarbenblätter, Fenchel, Süßholzwurzel und Löwenzahn. Für den Geschmack eignen sich auch Pfefferminze, Ingwer und Lemongras. An einige der Kräuter werden Sie sich sicherlich aus den oben genannten Leberwickeln und dem 4-Stufen-Plan erinnern können. Hiermit möchte ich Ihnen jedoch die alleinige Wirkung von Leber-Tees noch einmal explizit vorstellen.

Auch die Tees gehören nämlich zu den basischen Lebensmitteln und wirken sich somit positiv auf die Lebergesundheit aus, indem sie die Leber entlasten und sich erholen lassen, die Nieren und das Blut säubern und beides mit Basen versorgen. Somit empfiehlt es sich, zwei bis drei Tassen des Leber-Kräutertees täglich zu trinken und dies mit einer Tasse Grüntee täglich zu ergänzen. Im Sommer können Sie diesen selbstverständlich auch kalt mit Eiswürfeln verzehren und zum Beispiel mit Minze verfeinern. Falls Sie Tee generell gerne etwas süßer mögen, können Sie auf basische Süßungsmittel wie Kokosblütenzucker, Dattelsirup oder Agavendicksaft zurückgreifen.

5. Grünes Blattgemüse

Zu grünem Blattgemüse gehören u.a. Chicorée, Spinat, Rucola, Löwenzahnblätter, Gartenmelde und guter Heinrich und auch grüne Blattsalate. Diese enthalten eine Menge an reinigenden Inhaltsstoffen, welche Schwermetalle neutralisieren können. Diese verursachen eine starke Schädigung der Leber, was ihre Bekämpfung umso wichtiger macht. Zu den giftigen Metallen zählen Quecksilber, Palladium, Cadmium, Blei, Nickel und weitere. Diese belasten unseren Organismus, weshalb eine Ausleitung, wie beispielsweise hier mithilfe von grünem Blattgemüse, empfohlen wird.

Es hilft jedoch nicht nur bei der Ausleitung von Schwermetallen, sondern unterstützt den Körper auch dabei, Pestizide und Herbizide hinauszutragen. Außerdem kann das Gemüse die Produktion und den Umlauf der Gallenflüssigkeit mit ihrer reinigenden Wirkung anregen. Um möglichst große Mengen des Gemüses auf einmal zu sich zu nehmen, sollten Sie dies in Form von grünen Smoothies trinken. Da das Gemüse püriert wird, verringert sich das Volumen und Sie können das Gemüse regelmäßig als Zwischenmahlzeiten ohne viel Aufwand verzehren. Gerne können Sie den Smoothies Obst, wie zum

Beispiel Äpfel oder Bananen, beimischen.

So neutralisieren Sie den Geschmack des Gemüses und die Smoothies schmecken fruchtig süß. Falls Sie die kennzeichnende grüne Farbe dabei nicht verlieren möchten, sollten Sie darauf achten, ebenfalls grünes oder helles Obst zu wählen. Lassen Sie Ihrer Kreativität freien Lauf und wählen Sie Kombinationen nach Ihren Wünschen. Ist es nicht verlockend zu hören, dass eine Ausleitung giftiger Stoffe für Ihre Leber so einfach und lecker sein kann?

6. Avocados

Avocados sollen dabei helfen, eine geschädigte Leber wieder aufbauen zu können. Die birnenförmigen Früchte sind reich an ungesättigten wertvollen Fetten, welche sich positiv auf den Cholesterinspiegel auswirken, und regen gleichzeitig die körpereigene Glutathionbildung an. Dabei handelt es sich um einen Stoff, der insbesondere von den Leberzellen produziert wird und den Organismus vor chemischen und giftigen Zwischenprodukten unseres Stoffwechsels, den freien Radikalen, schützen kann. So dienen Avocados dazu, die Leber indirekt vor einer zu hohen Belastung durch diese Gifte zu schützen und außerdem ihre reinigende Kraft anzukurbeln. In diesem Zusammenhang soll sich gezeigt haben, dass bereits der Verzehr von ein bis zwei

Avocados pro Woche über vier Wochen hinweg die Leber bei ihrer Regeneration und Reparation unterstützt.

7. Walnüsse

Besonders relevant für die Leber sind drei in Walnüssen enthaltene Stoffe: Die Aminosäure L-Arginin, Glutathion und Omega-3-Fettsäuren. Der Stoff Glutathion wurde bereits im vorherigen Punkt aufgegriffen. Im Gegensatz zu oben enthalten Walnüsse diesen Stoff aber bereits und Sie führen diesen mit dem Konsum schon zu sich. Die Aminosäure L-Arginin dient u.a. dem Muskelaufbau, der Fettverbrennung und der Leistungssteigerung.

Nützlich für die Leber sind alle Stoffe in der Hinsicht, als dass sie ihr helfen, schädlichen Ammoniak zu entgiften. Dieser entsteht beim Abbau überschüssiger Aminosäuren. Bei einem Vergleich von Walnussessern und denjenigen, die keine aßen, wurde bei Ersteren eine verbesserte Gefäßgesundheit und ein niedrigerer Blutdruck festgestellt. Auch wurde eine präbiotische Wirkung festgemacht, da bei Untersuchungen der Walnussesser eine Vermehrung nützlicher Bakterien im Dickdarm erkannt wurde. Somit versorgten die Nüsse die Darmflora mit Nahrung.

Beim Verzehr von Walnüssen sollten Sie darauf

achten, diese stets gut zu kauen. Kaufen Sie diese außerdem in ihrer Schale und knacken Sie die Nüsse vor dem Verzehr frisch auf. Sollten Sie die Walnüsse vom Walnussbaum pflücken, so müssen diese vorher unbedingt gut getrocknet werden, da sie ansonsten zu Schimmelbefall neigen. Gewöhnen Sie sich also an, täglich eine Handvoll zu essen, indem Sie sie in Ihr Müsli mischen, Ihren Salat damit toppen oder sie einfach pur als Snack zwischendurch genießen.

8. Rettich-, Radieschen- und Brokkolisprossen
Rettich, Radieschen und Brokkoli enthalten Senfölglykoside. Dabei handelt es sich um sekundäre Pflanzenstoffe, welche die Leber- und Gallentätigkeit anregen. Sie sollen sogar die ersten Stadien von Gallensteinen auflösen können. Gleichzeitig dienen sie einer natürlichen Sanierung der Darmflora und verbessern so die gesamte Umgebung im Verdauungssystem. Alle drei Gemüsesorten sollten Sie am besten in Form von Sprossen zu sich nehmen. Diese können Sie ganz einfach und günstig als Saaten, am besten in Bio-Qualität, einpflanzen und dann regelmäßig in Ihren Speiseplan einbauen. Die Wirkung dieser Sprossen sollten Sie Ihrer Leber, vor allem bei einer Entgiftung, auf keinen Fall vorenthalten!

9. Artischocken

Artischocken haben eine hepaprotektive Wirkung. Das bedeutet, dass sie die Leberzellen schützen und ihnen außerdem dabei helfen, sich zu regenerieren. In Bezug auf eine Leberentgiftung wird diese dementsprechend gefördert. Artischocken wirken somit indirekt entgiftend und werden auch bei Lebererkrankungen empfohlen. Sie entgiften jedoch nicht nur indirekt, sondern auch direkt, was eine Studie aus dem Jahr 2004 zeigte. Dabei wurde nämlich herausgefunden, dass Artischocken die Leber vor Schäden schützen, die sich infolge einer Belastung durch Schimmelpilze ergeben würden. Eine weitere iranische Studie aus dem Jahr 2013 zeigte außerdem, dass Artischocken die Leber vor einer sich anbahnenden Bleivergiftung bewahren können. Blei oder andere schädliche Gifte führen nämlich dazu, dass die Leberwerte ansteigen. In der Studie wurde jedoch herausgefunden, dass diese bei vorbeugender Einnahme von Artischockenextrakt wieder sinken.

Des Weiteren sind Artischocken nützlich, um die körpereigene Basenbildung zu fördern. Auf diese Weise helfen sie auch der Ausleitung von Schlacken und Säuren, was, wie Sie bereits erfahren haben, ebenfalls wichtig für die Funktionstüchtigkeit der Leber ist. Als weitere Wirkungen von Artischocken gelten die Anregung von Gallenfluss, die Ausleitung von Cholesterin, eine Mäßigung des Blutzuckerspiegels nach dem Essen und der Abbau von Fettablagerungen.

Sie merken also, dass die Artischocke in vielerlei Hinsicht etwas Gutes für Ihren Körper tut. Sie eignet sich zur Unterstützung bei einer Entschlackungskur, einer Diät, einer Entsäuerung oder Darmreinigung. Doch wie wenden Sie diese am besten an? Wie ich bereits an einer Stelle erwähnt habe, sollten Sie die Artischocke am besten in Form von Extrakt aus ihren Blättern einnehmen, da Sie so eine konzentrierte Wirkung erhalten. Die Dauer der Einnahme sollte sich über mindestens sechs Wochen erstrecken, das Artischockenextrakt kann aber auch dauerhaft eingenommen werden.

Mit dieser Auflistung von leberfreundlichen Lebensmitteln war es mir wichtig, Ihnen deutlich zu machen, wie einfach Sie Ihrer Leber etwas Gutes tun können. Sie finden diese Produkte in jedem Supermarkt und können, wie beispielsweise beim Knoblauch, eine Tinktur daraus zubereiten oder die Lebensmittel ganz einfach in Ihr Essen bauen. Natürlich ist bei manchen von Ihnen eine höhere Dosis nötig, was eine Einnahme in Kapselform zum Vorteil macht. Falls Sie also nicht direkt mit einer aufwändigen Entgiftungskur beginnen möchten, fangen Sie einfach mit einzelnen Lebensmitteln an, die sie, gerne auch in Kombination, in Ihren täglichen Speiseplan einbauen. Dies kann bereits zur natürlichen Entgiftung Ihrer Leber beitragen.

Allgemeine Maßnahmen für eine Entlastung der Leber

Mit diesem letzten Punkt des Buches würde ich Ihnen gerne noch einmal gebündelt allgemeine Maßnahmen erläutern, die zur Entlastung der Leber beitragen. Dabei handelt es sich um eine Zusammenfassung der bereits erwähnten Methoden und um generelle Aspekte Ihrer Lebensweise, die Sie leberfreundlicher gestalten und so eine natürliche Entgiftung der Leber herleiten können.

Zunächst sollten Sie Alkohol und weißen Industriezucker meiden. Gerade Letzterer steckt in allen möglichen verarbeiteten Lebensmitteln, selbst wenn diese gar nicht süß schmecken. In Kombination mit minderwertigen Fettzusätzen können diese eine echte Belastung für die Leber darstellen. Dazu gehören Fertiggerichte, Chips, Weißbrot und natürlich die typischen Produkte wie Süßigkeiten oder Softgetränke.

Greifen Sie stattdessen auf möglichst unverarbeitete Produkte zurück und bereiten Sie Ihre Speisen weitestgehend selbst zu. Generell gilt nämlich: Je unverarbeiteter das Produkt, desto weniger Industriezucker ist enthalten. Lassen Sie von Cholesterinsenkern in Form von Medikamenten ab und versuchen Sie stattdessen, denn Cholesterinspiegel mit natürlichen Methoden, wie dem Artischockenextrakt, zu senken. Verwenden Sie bei der Zubereitung von Speisen Olivenöl.

Die bewahrt die Leber vor oxidativen Schäden. Greifen Sie möglichst häufig auf Kurkuma zurück, um Ihr Essen zu würzen oder nehmen Sie es in konzentrierter Form als Kapseln ein. Sie wissen bereits, dass das Gewürz die Leber vor freien Radikalen

MICHAEL JUNG

schützt und die Leberregeneration fördert. Des Weiteren unterstützt es die Entgiftung von Quecksilber,
wodurch die Leber enorm entlastet wird. Löwenzahn regt die Leberaktivität an und beschleunigt
ihre Regeneration.

Versuchen Sie deshalb, im Frühling und Sommer
regelmäßig Salate mit Löwenzahn zuzubereiten. Da-
neben können noch viele weitere bittere Kräuter als
Kuren eingesetzt werden. Zur Unterstützung der Leberregeneration können Sie zwei Mal täglich jeweils
sechs Papaya-kerne einnehmen. Der darin enthaltene Stoff Papain aktiviert diese und begünstigt, dass
sich die Leber nach hoher Belastung rascher regeneriert und er kann sogar bei einer Leberzirrhose die
Chancen auf eine Besserung erhöhen. Um große Erfolge bei einer Entgiftung Ihrer Leber erzielen zu
können, sollten Sie einmal im Jahr eine ganzheitliche
Leberreinigung durchführen. Dabei sollten Sie sich
basenüberschüssig ernähren, eine Darmreinigung
von zwei bis vier Wochen durchführen und kur-
weise entweder den Wirkstoff von Kurkuma, Curcumin, oder den der Chilischote, Capsaicin, einnehmen.

Nach der Darmreinigung oder der Curcumin-
bzw. Capsaicin-Kur sollten Sie über einen Zeitraum
von sechs Wochen ein Mariendistelpräparat oder

Artischockenextrakt einnehmen. Während der Leberreinigung empfiehlt es sich außerdem, möglichst viele der oben genannten leberfreundlichen Lebensmittel in Ihren Speiseplan zu integrieren. Dies können Sie natürlich auch gerne über die Reinigung hinaus beibehalten. Falls Sie keine umfassende Leberentgiftung wie diese durchführen möchten, können Sie auch eine Kur mit Probiotika ausprobieren. Eine Studie zeigt nämlich, dass sich bereits bei einer 30-tägigen Kur mit Probiotika die Fettmenge, die bei einer Fettleber eingelagert wird, deutlich reduzierte und sich außerdem die Entzündungswerte im Blut verbesserten.

Für eine generelle wirksame Entlastung Ihrer Leber sollten Sie beim Kauf von Lebensmitteln auf Bio-Qualität achten. Dies stellt sicher, dass sie nicht mit Pestiziden behandelt sind und dementsprechend auch die Leber nicht damit belasten. Falls Sie doch einmal auf konventionell angebautes Obst und Gemüse zurückgreifen, achten Sie darauf, dies gründlich zu reinigen, damit dies möglichst frei von Pestiziden wird.

Falls Sie Wasser aus der Leitung trinken, sollten Sie damit beginnen, dies mit einem Wasserfilter zu filtern oder beim Kochen kohlensäurefreies Mineralwasser zu nutzen. Auch bei Reinigungsmitteln sollte

Sie auf Bio-Qualität achten. Bei herkömmlichen Produkten nehmen Sie die austretenden chemischen Dämpfe über die Atmung auf. Weitere schädliche Stoffe können auch über die Haut aufgenommen werden. Dementsprechend wird die Leber mit giftigen Ablagerungen belastet. Aus diesem Grund sollten Sie auch bei der Körperreinigung und -pflege auf Produkte aus der Naturkosmetik zurückgreifen. So können Sie sicherstellen, dass möglichst wenige chemische und somit giftige Stoffe in Ihren Körper gelangen.

Sie haben mit diesem Buch erfahren, wie wichtig die Leber für unsere Gesundheit ist, da sie so viele wichtige Aufgaben übernimmt. Wenn sie jedoch überlastet ist, ist sie zu sehr mit dem Abbau schädlicher Stoffe beschäftigt und kann sich nicht mehr um ihre eigentlichen Aufgaben kümmern. Selbst wenn Sie also keine Symptome verspüren, kann es durchaus sein, dass Ihre Leber durch Ihren Lebensstil, Ihre Ernährungsweise und äußere Einflüsse überlastet ist. Falls Sie bereits deutliche Symptome merken, ist diese Überlastung wahrscheinlich weiter fortgeschritten. In beiden Fällen, aber besonders im zweiten Fall, empfiehlt sich dringend eine Leberentgiftung. Sie haben in diesem Buch eine Vielzahl an Möglichkeiten erfahren, um diese durchzuführen.

Wählen Sie die passendste für sich aus oder kombinieren Sie mehrere Methoden für eine ganzheitliche Leberreinigung. Fühlen Sie sich hiermit angesprochen und denken Sie zeitnah an eine Entgiftung, um Ihre Leber zu entlasten und damit Ihre allgemeine Gesundheit zu verbessern. Ihr gesamter Organismus wird Ihnen dankbar sein!

Herstellung und Verlag:

BoD – Books on Demand, Norderstedt

ISBN: 9783752670417

1. Auflage

Kontakt: Psiana eCom UG/ Berumer Str. 44/ 26844 Jemgum

Covergestaltung: Fenna Larsson

Coverfoto: depositphotos.com